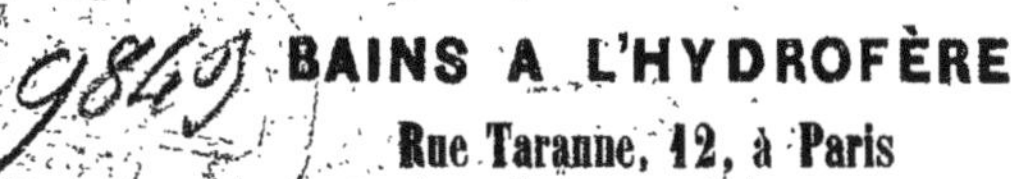

BAINS A L'HYDROFÈRE

Rue Taranne, 12, à Paris

RÉSUMÉ

DES

PRINCIPALES OBSERVATIONS

RECUEILLIES SUR 200 MALADES

SOUMIS AUX SOINS DE 54 MÉDECINS DE PARIS

PAR C. TAMPIER

Ex-médecin-inspecteur des Eaux de Coudillac, chargé de l'inspection
des divers Établissements de Bains à l'Hydrofère.

LES OBSERVATIONS S'APPLIQUENT AUX MALADIES CI-APRÈS

DERMATOSES — SCROFULE — LYMPHATISME — ANÉMIE
CHLOROSE — AFFECTIONS DES VOIES AÉRIENNES, DE L'ESTOMAC
ET DE LA VESSIE
RHUMATISME — ACCIDENTS SYPHILITIQUES

PARIS

IMP. LITH. DE LENDER ET Cᵉ, 22, RUE COQUILLIÈRE.

1860

BAINS A L'HYDROFÈRE

RUE TARANNE, 12, A PARIS

BAINS A L'HYDROFÈRE

Rue Taranne, 12, à Paris

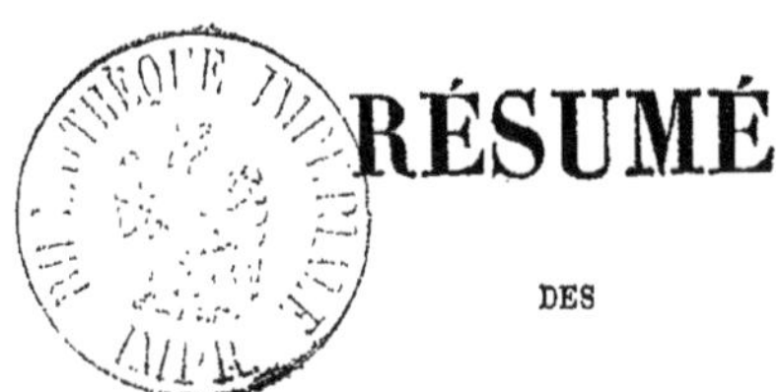

RÉSUMÉ

DES

PRINCIPALES OBSERVATIONS

RECUEILLIES SUR 200 MALADES

SOUMIS AUX SOINS DE 54 MÉDECINS DE PARIS

PAR C. TAMPIER

Ex-médecin-inspecteur des Eaux de Condillac, chargé de l'inspection
des divers Établissements de Bains à l'Hydrofère

LES OBSERVATIONS S'APPLIQUENT AUX MALADIES CI-APRÈS

DERMATOSES — SCROFULE — LYMPHATISME — ANÉMIE
CHLOROSE — AFFECTIONS DES VOIES AÉRIENNES, DE L'ESTOMAC
ET DE LA VESSIE
RHUMATISME — ACCIDENTS SYPHILITIQUES

PARIS

IMP. LITH. DE LENDER ET Ce, 22, RUE COQUILLIÈRE

1860

RÉSUMÉ

DES

PRINCIPALES OBSERVATIONS

RECUEILLIES SUR 200 MALADES

SOUMIS AUX SOINS DE 54 MÉDECINS DE PARIS

I

CONSIDÉRATIONS PRÉLIMINAIRES

Supériorité du bain à l'hydrofère prouvée en fait et en théorie.

Cinq mois se sont écoulés depuis la présentation, à l'Académie de Médecine, du Rapport de M. Gavarret, concernant les bains à l'*hydrofère*, de M. Mathieu (de la Drôme).

Dans ce rapport, le savant professeur déclarait que le bain à l'hydrofère pouvait, *avec avantage*, remplacer le bain ordinaire, et que la nouvelle balnéation constituait *une véritable conquête thérapeutique.*

Cette appréciation se basait sur une expérimentation de huit mois, faite à l'hôpital Saint-Louis, sous les yeux et la direction d'un éminent observateur, M. Hardy.

Depuis la publication du Mémoire de M. Hardy et du Rapport de M. Gavarret, l'hydrofère a été expérimenté, sur une échelle plus étendue, dans un établissement spécial, destiné au traitement des maladies qui réclament le nouveau système de balnéation.

Fort des résultats dont nous avons été témoin, nous nous proposons de démontrer que le bain à l'hydrofère, ainsi que l'ont jugé M. Hardy et MM. les commissaires de l'Académie, possède, en effet, une puissance d'action qui ne se rencontre pas dans le bain ordinaire.

Nous irons plus loin; nous essaierons de prouver que, dans les maladies chroniques en général, et à plus forte raison dans certaines affections récentes, l'hydrofère offre des moyens de guérison, supérieurs à toutes les médications connues.

En thérapeutique il faut des faits; la science n'admet pas d'autre genre de preuve. C'est sur des faits que nous nous appuierons; faits nombreux, précis, concordants, concluants. Nous en citerons immédiatement quelques-uns, car nous ne connaissons pas de moyen plus propre à fixer l'attention du lecteur. Si nos citations étonnent, on voudra bien se rappeler ces paroles mémorables : « Il y a des choses vraies qui ne sont pas « vraisemblables. »

1er FAIT. — Un individu, portant au menton une tumeur granuleuse du volume d'une petite noix, tumeur de date toute récente, nous le supposons, vient prendre un premier bain amidonné à l'hydrofère. Quand il se présente pour le second bain, la tumeur a perdu plus de moitié de son volume. Il annonce qu'il reviendra le lendemain à trois heures, *s'il reste encore quelque chose.* Il n'a pas reparu. (Médecin, M. Bazin.)

2e fait. — M. le vicomte de J....., soixante ans, a été plusieurs fois opéré de la pierre. Depuis un an il souffre d'une irritation au col de la vessie, qui a résisté aux traitements internes et externes indiqués en pareil cas. Un premier bain d'eau naturelle de Baréges procure au malade un soulagement considérable. Après le cinquième bain, M. le vicomte de J..... déclare ne plus rien ressentir. (M. Robert.)

3e fait. — Mademoiselle J... souffre depuis plusieurs mois d'un rhumatisme articulaire. Trois bains d'eau naturelle de Baréges font presque entièrement cesser les douleurs. Mademoiselle J... reste cinq semaines sans reparaître à l'hydrofère. Au bout de ce temps elle vient encore prendre trois bains, dont l'effet est le même que celui des trois premiers. (M. Monod.)

4e fait. — M. G..., environ trente-quatre ans, est, depuis l'enfance, affecté d'un lichen, maladie héréditaire dans sa famille, et qui a résisté à tous les traitements ordinaires. Onze bains au deuto-chlorure de mercure, suivis de six douches de vapeur, effacent jusqu'aux dernières traces de cette affection rebelle. (M. Bergeron.)

5e fait. — M. D..., quarante-cinq ans, fortement constitué, porte depuis quatre mois, au côté gauche du cou, une tumeur dont un corps dur du volume d'un petit œuf occupe le centre. Le 15 juin, M. Velpeau diagnostique un accident syphilitique. Avant de commencer le traitement mercuriel qui lui est prescrit, M. D... vient prendre à l'hydrofère, d'abord quelques bains d'eau de mer, puis quelques bains d'eau mère de Kreutznach. Après le onzième bain, le cou de M. D. est parfaitement net, il ne reste pas trace de la tumeur. (M. Armand Pouget.)

6e FAIT. — M. H..., négociant américain, contracta, il y a trois ans, une maladie syphilitique, dont il se crut guéri à la suite d'un traitement dirigé par M. Ricord et par M. Bigelow. Il y a un an, M. H... vit apparaître à la cuisse gauche un ulcère serpigineux qui s'étendit peu à peu et finit par couvrir une surface de plus d'un décimètre carré. L'iodure de potassium ne donne pas de résultat. Le bain d'eau naturelle de Baréges à l'hydrofère est conseillé à M. H...; il doit en même temps continuer de prendre l'iodure de potassium à l'intérieur. Après le douzième bain, l'ulcère est entièrement cicatrisé, M. H... repart pour l'Amérique, parfaitement guéri. (M. Bigelow.)

Tous ces malades, à l'exception peut-être du premier, qui ne nous a pas donné le temps de l'interroger, avaient pris, sans résultat, un nombre plus ou moins considérable de bains médicamenteux dans la baignoire.

Mais, dira-t-on, ce sont là des faits exceptionnels. Sans doute ; nous les donnons comme tels. Nous nous empressons de déclarer que le nouveau traitement n'agit pas toujours avec cette rapidité. La plupart des malades ne commencent à en ressentir les effets que vers le quinzième et, quelquefois, vers le vingtième bain. Un cas de sporiasis, qui résistait depuis deux ans aux bains médicamenteux ordinaires, n'a pas exigé moins de soixante-deux bains à l'hydrofère. Nous dirons même que nous avons noté plus d'un échec. Dieu nous garde d'exagérer les avantages de la nouvelle balnéation ! Au lieu de la servir nous ne ferions que la compromettre. Nous resterons plutôt en deçà que nous n'irons au delà de la vérité.

Nous voulons prouver la supériorité du bain médicamenteux à l'hydrofère, sur le bain médicamenteux pris dans la baignoire.

Les exemples que nous venons de citer établissent assurément une forte présomption en faveur de notre thèse, sinon une preuve complète. Cinq affections différentes, rebelles à la baignoire, ont cédé en très-peu de temps à l'action du nouvel appareil. Nous convertirons cette présomption en preuve, en l'appuyant d'une masse d'observations concordantes.

Mais des faits, des observations frappent sans éclairer; l'esprit du lecteur veut des preuves, mais il voudrait aussi des raisons. Malheureusement, en thérapeutique, des raisons ne sont pas toujours faciles à donner. Nous savons qu'un remède agit dans certaines affections ; savons-nous *pourquoi* et *comment* il agit ?

Ici le *pourquoi* nous semble facile à indiquer. La supériorité de l'hydrofère tient à deux causes que les trois quarts des malades signalent eux-mêmes, dès qu'ils entrent dans l'appareil, — la percussion du liquide pulvérisé sur le corps de la personne baignée, — le renouvellement incessant de ce liquide.

Nous intervertirons l'ordre logique, en parlant d'abord du renouvellement de l'eau.

Nous nous expliquerons ensuite sur un autre avantage, le plus important de tous ; nous voulons parler de la nature des remèdes administrés dans le nouvel appareil, et dont la baignoire exclut l'emploi.

II

Renouvellement du liquide.

Les médecins allemands, nos devanciers et nos maîtres dans le traitement balnéaire, n'ont pas attendu l'hydrofère pour répudier le bain d'eau *stagnante*. Partout où l'abondance des eaux a pu le permettre, ils ont depuis longtemps adopté la *trumbad*, baignoire percée aux deux extrémités, dans laquelle l'eau circule sans cesse. Ils attachent une importance extrême au renouvellement incessant du liquide, en vue de l'*excitation* que le mouvement produit sur le système cutané. S'ils tiennent à l'immersion, ils tiennent plus encore à l'excitation, à la *friction*. Qu'est-ce que le bain à la lame, ou le bain de rivière, dans les pays chauds ? Un bain qui frictionne. Les Allemands voient dans le bain d'eau stagnante un bain *inerte*, et dans le bain de la *trumbad*, ou d'eau courante, un bain *actif*. L'hydrofère, en arrosant constamment le baigneur de la tête aux pieds, reproduit, avec quelques litres d'eau, le phénomène de la *trumbad*, qui en exige quinze ou vingt hectolitres.

Percussion du liquide.

Dans le nouveau système, l'eau, poudroyée, agit d'abord par sa chute sur le corps du baigneur. Cependant l'hydrofère n'est pas la douche. Le choc de la douche est brusque, violent, perturbateur; la douche a ses indications; elle provoque des réactions salutaires, mais ses applications sont restreintes. Elle n'est pas toujours exempte de dangers.

Le bain à l'hydrofère est, si nous pouvons nous exprimer ainsi, la miniature de la douche. Ce bain est à la douche ce que le choc d'une plume emportée par le vent, serait au choc d'une pierre. L'hydrofère reproduit le phénomène de la pluie, mais d'une pluie fine et intense, que M. Hardy a comparée à une pluie de brouillard. C'est la pluie aimée du laboureur, en raison de sa puissance de pénétration dans le sol et de l'heureuse influence qu'elle exerce sur la végétation. C'est celle que recherchent en été les animaux, notamment les oiseaux, accusant par le battement de leurs ailes les sensations agréables qu'elle leur fait éprouver. Ne dédaignons pas ces indications ; la nature est une grande école dont on ne saurait trop étudier les enseignements.

Il est plus aisé de comprendre que de décrire les effets qu'une semblable pluie, dont la température et la durée se règlent à volonté, doit exercer sur le corps du baigneur. Est-il une seule fibre de l'individu qui ne soit excitée, stimulée, ranimée, par cette chute incessante de liquide poudroyé qui enveloppe le baigneur de la tête aux pieds ?

L'hydrofère a donc pour lui les indications de la théorie ; il a de plus le témoignage des faits.

Un grand nombre de malades, après avoir pris longtemps et sans résultat, soit des bains à l'amidon, soit des bains au deuto-chlorure de mercure, dans la baignoire, ont été parfaitement guéris par les mêmes bains administrés à l'hydrofère. Le même remède, qui était resté inefficace par le procédé ordinaire de balnéation, est devenu parfaitement efficace par le nouveau procédé. Les observations que nous rapportons en offrent de nombreuses preuves.

Nature des remèdes.

L'hydrofère offre encore un avantage, et ce n'est pas le moins considérable.

A Paris, par exemple, la baignoire, qui réclame deux ou trois hectolitres d'eau, ne peut s'alimenter qu'à une seule source : la Seine. L'hydrofère, qui n'exige que trois ou quatre litres d'eau, peut s'alimenter à tous les réservoirs et à toutes les sources de l'Europe. L'hydrofère donne chaque jour, il donne à toute heure du jour, au milieu même de Paris, des bains d'eau de mer, d'eau mère de Kreutznach, des bains d'eau *naturelle* de Condillac, de Baréges, de Vichy, etc. Le remède que les malades étaient obligés d'aller chercher à cent, à deux cents lieues de leur domicile, ils le trouvent aujourd'hui à leur porte. Et ce remède leur est administré par un instrument d'une incontestable supériorité. Là est le côté saisissant, merveilleux de la nouvelle invention. Pourquoi cette grande découverte ne nous vient-elle pas du fond de l'Allemagne ou des États-Unis d'Amérique ! Que d'acclamations elle provoquerait !

Les propriétés thérapeutiques des eaux minérales sont connues.

L'impossibilité d'administrer, au sein des villes, des

bains d'eaux minérales *naturelles*, avait inspiré aux chimistes l'idée de composer des bains minéraux *artificiels*. On ne peut que louer les efforts qui ont été faits dans ce but; mais on est obligé de reconnaître que les tentatives n'ont pas été heureuses. Que sont ces préparations, à l'aide desquelles on fabrique de prétendus bains de Vichy, de Baréges, de Plombières, à côté des eaux dont on emprunte le nom? A l'odorat comme au goût, les eaux factices n'ont aucune analogie avec les eaux naturelles : le Baréges des officines est infect, tandis que celui des Pyrénées se sent à peine. La composition, quoi qu'on en dise, est donc différente.

Il est aujourd'hui surabondamment démontré que la chimie est aussi impuissante à fabriquer de l'eau de Baréges ou de Condillac avec de l'eau ordinaire, qu'elle est impuissante à fabriquer du vin d'Ermitage ou de Chambertin avec du Suresne. Pourquoi pourrait-elle plutôt l'un que l'autre? Les produits de la nature sont inimitables; on les décompose jusqu'à un certain point, on ne les recompose pas. Tous les médecins éclairés s'empresseront de repousser ces préparations, plus souvent nuisibles que salutaires, maintenant que les malades peuvent, sans déplacement, *en toute saison*, se procurer des bains d'eaux minérales *naturelles*.

Supériorité des remèdes, — supériorité de l'instrument.

En deux mots, tels sont les avantages de l'hydrofère.

III

Établissement de la rue Taranne.

RÉSULTATS DES PREMIERS MOIS.

L'hydrofère a commencé à fonctionner, rue Taranne, le 19 mai. Du 19 mai au 15 octobre, deux cent trente-trois malades se sont présentés à l'établissement. Sur ce nombre, dix-sept ont reculé devant le traitement ou l'ont abandonné du premier au quatrième bain; onze l'ont abandonné du quatrième au dixième bain. — Total des désertions, vingt-huit.

La moitié, si ce n'est plus, des vingt-huit déserteurs, nous ont paru appartenir à cette classe de malades, qui veulent des résultats immédiats et se fâchent contre le médecin ou contre le remède s'ils ne guérissent pas sur l'heure; malades qui vont consulter tout le monde, essaient de tous les traitements et ne persévèrent dans aucun ; gens peu véridiques, en général. Une dame disait à son médecin : « Je vais depuis trois semaines à « l'hydrofère, et vous voyez que mon état est toujours « le même. » Elle oubliait d'ajouter que, dans l'espace de trois semaines, elle avait pris *quatre* bains.

Trois autres causes ont contribué à l'éloignement de quelques malades :

D'abord, l'imperfection inévitable d'un service nouveau, dans lequel tous les employés faisaient leur apprentissage ;

Ensuite, la pusillanimité de quelques malades. Si la baignoire était d'invention récente, plus d'une femme craintive hésiterait à s'y plonger. Même après expérience faite, plus d'une trouverait encore une foule d'inconvénients et de dangers à l'immersion, et refuserait de recommencer l'épreuve.

En médecine, tout ce qui est nouveau effraie.

Enfin, le prix du bain. On consent à payer 1 franc une bouteille d'eau naturelle de Baréges, lorsqu'elle est prescrite pour l'usage interne. Mais des malades, même riches, se refusent à comprendre qu'on fasse payer, au centre de Paris, 3 francs 50 centimes un bain de la même eau, apportée à grands frais du fond des Pyrénées, où elle ne se donne pas. Ce qu'il y a de regrettable, c'est que quelques-uns de ces malades, au lieu d'avouer franchement leur parcimonie, aient allégué à leurs médecins des raisons purement imaginaires.

Les désertions dont nous venons d'indiquer les motifs font descendre à deux cent cinq le nombre des baigneurs persévérants. Quels résultats ces baigneurs ont-ils obtenus du traitement?

Des dames et de jeunes personnes se sont abstenues de toute explication sur la nature des affections qui les amenaient à l'hydrofère. Quelques hommes ont observé la même réserve.

Nous possédons, néanmoins, un nombre considérable d'observations. En attendant que nous puissions les publier *in extenso*, nous plaçons sous les yeux du corps médical un résumé de celles qui s'appliquent à des cas rebelles ou intéressants à un titre quelconque.

Nous omettrons beaucoup d'améliorations, beaucoup de guérisons; mais nous n'omettrons *aucun échec.* Nous écarterons, toutefois, les malades qui, s'étant retirés avant le dixième bain, n'ont pas fait une épreuve suffisante.

Nous négligerons le traitement interne, suivi par un certain nombre de baigneurs, non que nous en méconnaissions l'extrême importance. Mais comme la plupart n'avaient obtenu aucun résultat de ce traitement, combiné avec les mêmes bains médicamenteux pris dans la baignoire, il est évident que le mérite de l'hydrofère ne saurait être amoindri par le concours d'une médication qui, avant le nouvel appareil, restait inefficace sur les mêmes individus et sous la direction des mêmes médecins.

MALADIES DE LA PEAU.

Bien des médecins ont applaudi à l'hydrofère, sans en saisir toute la portée. La plupart n'ont vu dans le bain pulvérulent qu'un mode de traitement applicable à des cas spéciaux, et par cela même restreints, aux maladies de la peau, par exemple, et particulièrement à celles qui affectent la face ou le cuir chevelu. Ces honorables confrères n'ont entrevu qu'un coin des horizons nouveaux que l'hydrofère est venu ouvrir à la thérapeutique.

Cependant, quelques hommes d'initiative ont poussé des reconnaissances dans diverses directions. Ceux-ci ont essayé l'hydrofère sur la maladie scrofuleuse ; ceux-là sur les maladies de l'appareil locomoteur ; d'autres dans les affections des voies aériennes ; d'autres dans les affections de la vessie, dans la dyspepsie, dans les accidents syphilitiques, etc.

Mais ces tentatives, en général couronnées de succès, sont restées à l'état d'exceptions, sauf en ce qui concerne la scrofule et le lymphatisme.

Aussi la moitié, si ce n'est plus, des malades traités à l'hydrofère, sont-ils venus demander au nouveau bain la guérison d'affections de la peau.

Quatre de ces malades ont été déçus dans leurs espérances.

1° M. L..., environ trente-quatre ans — eczéma à la tête et à la poitrine. Plaques disséminées sur les bras et les jambes. Le père de M. L... est sujet à la même affection. Soixante-quatre bains, soit à l'amidon, soit d'eau minérale de Condillac, ont été pris sans résultat.

2° Madame de V..., environ soixante ans, — eczéma général, datant de six ans. Madame de V... a pris quarante-deux bains amidonnés ou d'eau minérale de Condillac, sans résultat.

Le traitement infructueux, suivi par cette malade, a provoqué des effets qui nous paraissent dignes d'être rapportés. Madame de V... a été toute sa vie sujette à la constipation. Le bain à l'amidon, essayé sur elle à diverses reprises, a constamment produit un effet laxatif, tandis que le bain d'eau de Condillac a toujours amené le résultat opposé. Même remarque a été faite par plusieurs autres malades, qui ont également pris l'un et l'autre bain. Cependant deux baigneurs n'ont rien observé de semblable.

Le bain de lait de vache, essayé à deux reprises sur Madame de V..., a, chaque fois, été suivi d'accès de fièvre d'une certaine gravité.

3° M. J..., environ cinquante ans — eczéma général. Vingt bains ont été pris sans résultat.

4° M. X..., environ trente-quatre ans, — eczéma datant de l'enfance et dont le malade n'a été débarrassé que pendant quelques années passées en Amérique. Trente-huit bains. Amélioration réelle, quoique peu considérable.

Là se bornent les insuccès de l'hydrofère, en ce qui concerne les maladies de la peau.

Observations favorables.

1re observation. — M. R..., trente-neuf ans, négociant, santé robuste, fut affecté, il y a dix ans, d'un érysipèle à la joue et à la tempe gauches. En 1856, des éruptions acnéiques se manifestèrent aux places précédemment occupées par l'érysipèle, dont la trace avait toujours subsisté. En 1858, ces éruptions gagnèrent le front; çà et là se firent remarquer quelques croûtes eczémateuses. Au commencement de 1859, après plusieurs traitements infructueux, M. R... réclama les soins de M. Bazin.

Diverses médications internes et externes furent, pendant plus d'un an, essayées sans résultat appréciable.

Au mois de juin dernier, M. Bazin ordonne le bain d'eau de Chateldon, à l'hydrofère. Après le douzième bain, il constate une amélioration considérable et engage le malade à continuer le traitement balnéaire. Au vingt-deuxième bain, la face est parfaitement nette ; il ne reste pas la moindre trace de rougeur ni de boutons. Cependant, en raison de la rapidité de la guérison, M. R... a jugé prudent de continuer à prendre chaque semaine un bain à l'hydrofère ; il s'est arrêté au bout de deux mois et demi.

2e OBSERVATION. — M. D..., quarante-deux ans, négociant, santé robuste. — Pseudo-psoriasis, datant de la fin de 1858. Plaques d'un rouge vif au sommet du front et sur le cuir chevelu. Squammes et vives démangeaisons. A la naissance de l'affection, M. D... consulte M. Maisonneuve, qui prescrit le bain au deuto-chlorure de mercure. Les démangeaisons cessent ; mais les plaques, au lieu de disparaître, augmentent en étendue et en saillie.

Le 25 octobre 1859, le malade consulte M. Bazin. Des bains à l'amidon, des bains alcalins et des bains de vapeur sont successivement prescrits. L'affection persiste avec la même intensité.

Dans le courant de juin, M. D..., sur le conseil de son médecin habituel, vient prendre des bains amidonnés, à l'hydrofère. Au vingtième bain, pas d'amélioration.

M. Bazin, consulté de nouveau, engage M. D... à substituer le bain l'eau minérale de Condillac (à l'hydrofère) au bain amidonné. Le malade vient tous les deux jours à l'établissement. L'affection s'amende, mais lentement. M. D... se décide à prendre un bain chaque jour. A partir de ce moment, l'amélioration fait de rapides progrès. Après le quarante-deuxième bain d'eau de Condillac, le front et le cuir chevelu ne présentent pas la plus légère trace de psoriasis ou de toute autre affection.

3e OBSERVATION. — M. M..., de Bordeaux, quarante-six ans, capitaine au long-cours, fortement constitué. — Eczéma à la face et aux parties sexuelles. Les premières éruptions datent d'un an environ.

Un médecin de Bordeaux, consulté par M. M..., à l'origine de l'affection, prescrivit le bain au deuto-chlorure de mercure. Sous l'influence de ce traitement, le mal s'aggrava.

A la fin du mois de juillet, M. M..., très-alarmé de sa situation, se décide à faire le voyage de Paris, pour réclamer les soins de M. Bàzin, qui prescrit le bain amidonné à l'hydrofère.

La face du malade est tuméfiée et couverte de squammés. Les jambes sont enflées. Des plaques épaisses et confluentes, entrecoupées de crevasses, couvrent les parties sexuelles; sécrétion abondante. Le moral du malade est très-abattu.

Après le troisième bain, la face et les jambes sont complétement désenflées.

Après le cinquième bain, il ne reste pas trace de squammes à la face; les plaques des parties sexuelles ont moitié moins de saillie.

Après le onzième bain les plaques ont disparu; mais

la place qu'elles ont occupée est encore indiquée par une couleur rouge, ou plutôt rosée.

La rapidité *exceptionnelle* de cette guérison pouvait faire craindre qu'elle ne fût plus apparente que réelle. M. Bazin engage M. M... à prendre des bains amidonnés dans la baignoire. Pas d'éruption nouvelle ; au contraire, après le cinquième bain, tout vestige d'eczéma était effacé et M. M... retournait à Bordeaux, parfaitement guéri.

4e OBSERVATION. — M. X..., quarante-cinq ans, magistrat, fut affecté, il y a trois ans environ, d'un eczéma sous les aisselles, dont il dut la guérison aux soins de M. Bazin. Cependant une rougeur, située sous l'aisselle gauche et ayant les dimensions de la moitié de la paume de la main, ne put être effacée par les bains médicamenteux pris dans la baignoire. M. X... sent de la raideur dans les mouvements du bras.

M. Bazin prescrit le bain d'eau de Condillac à l'hydrofère.

Après le quatrième bain, plus de rougeur, ni de raideur. Là se borne le traitement.

5e OBSERVATION. — M. X..., trente-sept ans, tempérament sanguin—acné-roséa de la face. Les pommes des joues et le nez sont d'un rouge vif, qui tranche sur le teint du bas de la figure. Le contraste est on ne peut plus frappant et on ne peut plus disgracieux. Des rougeurs semblables existent sous les aisselles ; le dos est couvert de pustules acnéiques violacées. L'affection date d'un an.

A la fin du mois d'août, M. X... réclame les soins de M. Bazin, qui lui prescrit le bain d'eau de Condillac à l'hydrofère.

Après le douzième bain, M. Bazin constate une amélioration considérable, particulièrement à la face et sous les aisselles.

Après le vingt-cinquième bain, la rougeur sous les aisselles a disparu ; la face est à peu près revenue à l'état normal. On peut dire que le malade n'est pas reconnaissable. L'éruption persiste sur le dos, mais avec moins d'intensité; le traitement doit être repris après un repos de huit jours.

Un cas d'acné-roséa héréditaire, existant chez une dame de trente-quatre ans, également soumise aux soins de M. Bazin, présente une amélioration très-prononcée, après quinze bains. La marche décroissante de l'affection permet d'augurer une guérison complète.

6e OBSERVATION. — M. C..., soixante-deux ans, rentier, fut atteint, au commencement de l'année, d'un eczéma aux bourses; il avait eu précédemment, tantôt aux bras, tantôt aux jambes, des éruptions de peu de gravité. Grâce aux soins de M. Bazin, l'eczéma des bourses, après trois mois et demi de traitement, s'était considérablement amendé, lorsqu'une éruption acnéique se manifesta au front et envahit peu à peu une partie du cuir chevelu. Le haut du front et des tempes est d'un rouge vif.

M. Bazin prescrit le bain amidonné à l'hydrofère.

Amélioration notable vers le dixième bain.

Après le vingt-cinquième bain, la guérison est complète.

Depuis l'hiver dernier, M. C... souffrait de douleurs rhumatismales très-vives dans les lombes, les épaules et le cou. Il lui était impossible de s'habiller sans le secours d'un domestique.

En sortant de son sixième bain, M. C... voulut essayer de s'habiller seul et y réussit parfaitement. Le rhumatisme ne cessa de diminuer, jusqu'à la fin du traitement, sans disparaître tout à fait.

7e OBSERVATION. — Mademoiselle X... vingt ans, lymphatique. — Pytiriasis au cuir chevelu; çà et là quelques petites croûtes eczémateuses; chute des cheveux. Mademoiselle X... a fait usage, sans résultat, de pommades au goudron, à l'huile de cade et de tous les cosmétiques conseillés en pareil cas.

M. Bazin prescrit à Mademoiselle X... le bain d'eau de Condillac à l'hydrofère. Au douzième bain, le père de Mademoiselle X... nous annonce une amélioration considérable; l'exfoliation du cuir chevelu a presque cessé; les croûtes eczémateuses disparaissent; la chute des cheveux a sensiblement diminué.

Nous ne faisons par nous-même aucune constatation, car nous croyons comprendre que mademoiselle X... s'y prêterait avec peine.

Au dix-septième bain, M. X..., nous dit que la guérison de sa fille touche à son terme. Mademoiselle X,.. prend encore trois bains et cesse de paraître à l'établissement.

Des remarques faites, accidentellement, par d'autres malades dont le cuir chevelu se dénudait plus ou moins, nous autorisent à penser que l'hydrofère pourra, désormais, offrir à la thérapeutique le moyen, vainement cherché jusqu'à ce jour, de prévenir la calvitie. Mais cette précieuse conquête sera due à l'initiative féconde de M. Bazin; car avant le traitement de Mademoiselle X..., nous n'avions même pas songé à questionner les malades sur ce sujet.

8e OBSERVATION. — Parmi les malades de M. Bazin, en cours de traitement, nous croyons devoir citer M. G..., cinquante ans, ancien banquier, sujet depuis l'âge de vingt-cinq ans à de fréquentes éruptions eczémateuses sèches, qui affectent particulièrement la face, le cou, les avant-bras et les mains. Les dermatologues les plus éminents ont été appelés à lui donner des soins; il a fréquenté les divers établissements thermaux, particulièrement consacrés au traitement des maladies de la peau. En 1858 et en 1859, il se rendit aux eaux d'Uriage. L'affection a résisté à vingt-cinq années de soins et de médications de toute sorte.

Le 30 août, M. Bazin prescrit à M. G... le bain amidonné, à l'hydrofère.

La face est tuméfiée, particulièrement autour des yeux, et couverte de plaques rouges, squammeuses. Des plaques plus épaisses, crevassées, mais sans suintement, couvrent le dos des mains et des avant-bras. Vives démangeaisons, insomnie.

13 septembre, le malade a pris six bains, à la suite desquels il est allé voir M. Bazin, qui a constaté une amélioration sensible.

25 septembre, six nouveaux bains ont été pris. L'amélioration continue; la face n'est plus tuméfiée, les plaques ont pâli et offrent beaucoup moins de saillie. Le même changement s'est opéré dans l'état des avant-bras et des mains. Les démangeaisons sont beaucoup moins vives.

A partir du 25 septembre, le malade, d'après le conseil de M. Bazin, prend un bain chaque jour.

15 octobre, la face est nette. L'état des avant-bras et des mains est presque aussi satisfaisant. L'affection

touchant à sa fin, M. Bazin ordonne le bain d'eau de Condillac, pour compléter le traitement (1).

9e OBSERVATION. — M. E..., soixante-dix ans, magistrat, — éruption acnéique au menton.

M. Devergie prescrit au malade le bain d'eau naturelle de Baréges, à l'hydrofère. M. E... prend huit bains dans l'espace de seize jours. Il ne reste pas un bouton ; le teint du menton est le même que celui de l'ensemble de la face.

10e OBSERVATION. —Madame M..., environ quarante-deux ans, — eczéma aux parties sexuelles, plaques peu saillantes et peu étendues ; démangeaisons incessantes. L'affection est très-ancienne.

M. Bonneau prescrit le bain amidonné, à l'hydrofère.

La malade s'attend à un traitement prolongé.

Le premier bain fait cesser toutes les démangeaisons. Après le quatrième bain, Madame M...., déclare être parfaitement guérie.

En admettant que cette dame se soit exagéré l'effet réel des quatre bains qu'elle a pris, il est au moins certain qu'ils l'ont débarrassée de démangeaisons extrêmement incommodes qui résistaient, *depuis plusieurs années*, aux bains médicamenteux pris dans la baignoire, aux applications de glicérine et à tous les traitements indiqués en pareil cas.

Déjà plus de deux mois se sont écoulés, sans que Madame M... ait reparu à l'établissement.

---

(1) Une absence de quinze jours, durant laquelle M. G... paraît s'être écarté du régime prescrit, a provoqué une rechute. Bien des malades s'exposent à des accidents semblables en négligeant leur traitement dès que la maladie arrive à son déclin.

Plusieurs autres malades de M. Bonneau, en cours de traitement, ont obtenu une amélioration considérable, notamment une jeune personne de dix-huit ans, affectée d'un psoriasis général, mêlé d'eczéma, qui résistait, depuis trois ans et demi, aux bains médicamenteux de toute nature pris dans la baignoire.

11e OBSERVATION.—Madame P..., environ trente-deux ans — prurigo général très-ancien, démangeaisons continuelles, insomnie.

Après avoir suivi sans résultat une foule de traitements, Madame P... s'était décidée à entrer dans une des salles payantes de l'hôpital Saint-Louis. Des bains de toute nature, notamment des bains au deuto-chlorure de mercure, lui furent administrés sans qu'elle en obtînt le moindre soulagement; la baignoire épuisait ses forces et la maladie cutanée conservait son intensité première.

Madame P... quitte l'hôpital Saint-Louis, après un an de séjour et de soins tout à fait stériles,

A sa sortie, M. Hardy lui conseille de prendre, rue Taranne, douze bains au deuto-chlorure de mercure, administrés à l'hydrofère, et l'engage à changer de climat après ce traitement.

Au troisième bain à l'hydrofère, les démangeaisons sont presque nulles; Madame P... a retrouvé un sommeil paisible, perdu depuis longtemps.

Au sixième bain, l'éruption a en grande partie disparu.

Une interruption de dix jours ramène l'affection à son point de départ : même éruption et mêmes démangeaisons.

Six nouveaux bains produisent encore une amélioration considérable. Madame P... cesse de paraître à l'établissement. Nous ne savons si elle a quitté Paris, suivant le conseil qui lui en a été donné.

M. Hardy ayant jugé cette malade incurable, nous ne pouvons que nous incliner devant son opinion. Nous avons rapporté cette observation dans le but unique de faire ressortir, une fois de plus, la différence que présente le même bain, suivant qu'il est pris à l'hydrofère ou dans la baignoire. A l'hydrofère, soulagement *immédiat;* dans la baignoire, *rien* en un an.

12e OBSERVATION. — M. R..., quarante ans, avocat— Eczéma à l'anus et à la cuisse droite, sur un espace très-restreint. Vives démangeaisons. L'affection date de plus de vingt ans; elle s'est montrée rebelle à tous les moyens curatifs ordinaires.

M. Hervez de Chégoin prescrit le bain d'eau naturelle de Baréges, administré à l'hydrofère.

Obligé de s'absenter de Paris, M. R... ne peut prendre que onze bains. Il en obtient une amélioration des plus considérables, sinon une guérison complète. Les démangeaisons ont cessé ou peu s'en faut; l'éruption est réduite à un seul petit bouton.

On nous permettra de nous écarter ici des habitudes médicales, pour obéir à un désir qui nous a été exprimé par M. R..., homme dont le cœur égale l'intelligence. Cet honorable avocat nous a recommandé de dire qu'il considérerait désormais comme un devoir d'humanité de signaler, en toute occasion, les bienfaits du nouveau bain.

13e OBSERVATION (déjà citée). — M. G..., environ trente-quatre ans, — lichen datant de l'enfance. Le père de M. G... est sujet à la même affection.

M. Bergeron prescrit le bain au deuto-chlorure de

mercure, administré à l'hydrofère. En même temps il modifie le régime de M. G..., habitué à ne boire que du vin à ses repas.

Une large plaque violacée, offrant une saillie considérable, couvre le haut du mollet droit du malade ; une autre plaque moins étendue se fait remarquer au pli du jarret gauche.

L'effet du traitement est immédiat. Au sixième bain, l'épaisseur des plaques a diminué de moitié.

Au onzième bain, les plaques, dont la saillie est presque nulle, n'occupent plus qu'un espace très-restreint. M. G... touche à une guérison complète, dont la rapidité peut inspirer des inquiétudes.

M. G... fait une absence de douze jours ; aucune aggravation ne se manifeste.

M. Bergeron ordonne six douches de vapeur, qui, au lieu de provoquer de nouvelles éruptions, comme on pouvait le craindre, effacent jusqu'aux derniers vestiges de cette affection héréditaire.

14e OBSERVATION. — M. X..., environ trente-six ans, très-corpulent, fut atteint, il y a un an, d'une éruption psoriasique aux jambes. M. X... réclama les soins de M. Monod. Un traitement prolongé lui procura une amélioration considérable. Cependant les jambes restèrent couvertes de plaques rougeâtres, offrant très-peu de saillie et ayant, en moyenne, l'étendue de pièces de 2 francs. Les bains médicamenteux pris dans la baignoire, ne purent les faire disparaître.

M. Monod ordonne les bains d'eau naturelle de Baréges à l'hydrofère.

Après le douzième bain, les jambes sont nettes, sauf quelques légères taches qui persistent au-dessus des chevilles. Quatre ou cinq bains seraient encore nécessaires pour effacer ces derniers vestiges; mais M. X... prétend qu'il n'y a pas lieu de s'arrêter *à si peu de chose.*

Dans les hôpitaux, les médecins commandent quelquefois. En ville, les malades font ce qu'ils veulent, à leurs risques et périls.

15e OBSERVATION. — M. D..., quatre-vingt-deux ans, ancien conseiller à la Cour des comptes — Eczéma à la lèvre supérieure, plaques épaisses, peu de suintement, démangeaisons.

M. Gérin-Rose, interne à l'hôpital Saint-Louis, ami de la famille de M. D..., conseille le bain amidonné à l'hydrofère.

Le malade prend dix bains dans l'espace de vingt jours. Guérison parfaite.

L'âge du malade (quatre-vingt-deux ans) nous paraît donner de l'intérêt à cette observation.

16e OBSERVATION. — Madame D..., trente ans, eut, il y a environ six mois, une laryngite, d'où résulta une extinction de voix assez prononcée. Dans le cours du traitement que dut suivre Madame D..., il lui survint une éruption psoriasique au cou, à la poitrine et sur le dos. Plaques rouges, non crevassées, offrant peu de saillie. Madame D... prit inutilement, pendant un mois et demi, des bains médicamenteux dans la baignoire.

M. Foissac ordonne le bain d'eau minérale de Condillac à l'hydrofère.

Au dixième bain, amélioration sensible; les plaques du cou sont moins rouges; Madame D... déclare qu'il en est de même de celles de la poitrine et du dos.

Au vingt-sixième bain, il ne reste au cou que des traces presque imperceptibles de l'affection. Il résulte des dires de Madame D... que les anciennes plaques de la poitrine et du dos sont encore indiquées par des traces d'un blanc mat.

La malade croit pouvoir suspendre le traitement pour aller à la campagne.

L'état du larynx et l'état général se sont sensiblement améliorés, sous l'influence du bain d'eau minérale de Condillac. La figure s'est colorée, les chairs ont acquis de la fermeté. Des remarques semblables ont été faites par toutes les personnes qui ont pris des bains d'eau de Condillac à l'hydrofère.

Les mêmes effets avaient déjà été observés, à l'hôpital Saint-Louis, par M. Hardy.

17e observation. — Madame B..., vingt-six ans, lymphatique, est depuis l'enfance sujette à des éruptions eczémateuses. Sa mère est atteinte de la même affection.

Depuis un an, des plaques épaisses, confluentes et crevassées existent sous les aisselles et aux parties génitales. Sécrétion abondante, accusée par de nombreuses taches qui se remarquent au linge de la malade.

Inutile de dire que, depuis son enfance, Madame B... a suivi une foule de traitements, qui sont restés infructueux.

M. Love ordonne à Madame B... les bains amidonnés à l'hydrofère. Quinze bains sont pris sans résultat.

M. Love prescrit le bain d'eau de Condillac. Dès les premiers bains une amélioration sensible est observée ; les plaques diminuent en épaisseur et en surface. Au quinzième bain d'eau de Condillac, toute sécrétion a cessé. Au vingt-huitième, la guérison est parfaite. Il ne reste pas la plus légère trace d'éruption quelconque.

Une autre cliente de M. Love, âgée de quarante ans, également affectée d'un eczéma héréditaire, touche à une guérison non moins complète, qui sera due au bain amidonné. Le bain d'eau de Condillac a échoué sur cette malade.

18e OBSERVATION. — M. X..., soixante-cinq ans — eczéma datant de quarante ans. Petites plaques, peu apparentes, disséminées sur tout le corps, pas de suintement, peu de démangeaisons.

M. Teissier prescrit le bain à l'hydrofère. M. X... prend d'abord trois bains à l'amidon, puis six bains d'eau naturelle de Barèges. Amélioration considérable.

M. Teissier pense qu'il y aurait imprudence à précipiter la guérison d'une affection aussi ancienne, guérison qui semble, en effet, devoir être très-prochaine, sous l'influence du bain à l'hydrofère. Le traitement est suspendu.

19e OBSERVATION. — Madame la comtesse de *** cinquante ans — plaques eczémateuses au cou, crevasses, sécrétion, démangeaisons.

M. Teissier prescrit le bain amidonné à l'hydrofère.

L'effet du traitement est immédiat. Après le dixième bain, le cou est presque net. Madame la comtesse de *** déclare qu'elle se trouve trop bien *pour perdre son temps à Paris*. Elle part pour la campagne, sauf à venir de nouveau visiter l'hydrofère, à son retour, s'il y a nécessité.

20e OBSERVATION. — Madame L..., de New-York, trente ans — Prurit à la vulve; affection très-ancienne, contre laquelle ont échoué les soins de médecins éminents de New-York et de Paris.

M. Bigelow prescrit alternativement le bain amidonné et le bain au deuto-chlorure de mercure, administrés à l'hydrofère.

Après le cinquième bain, les démangeaisons ont entièrement cessé; après le dix-huitième, la guérison est complète.

Nous nous en tiendrons à ces vingt observations, en ce qui concerne les maladies de la peau. Jointes à celles de M. Hardy, elles seront plus que suffisantes pour convaincre tous les esprits droits de la supériorité du bain à l'hydrofère sur le bain ordinaire — but unique de cet opuscule.

La plupart des malades venus jusqu'à ce jour à l'hydrofère étaient des malades réputés incurables. N'est-ce pas toujours sur des incurables que nous faisons l'essai d'un traitement nouveau? Or, presque tous ces incurables sont guéris ou en voie de guérison.

SCROFULE. — LYMPHATISME. — ANÉMIE.

A l'hôpital Saint-Louis, M. Hardy avait expérimenté avec succès le bain d'eau de mer à l'hydrofère, dans les affections scrofuleuses.

Le même bain a donné les mêmes résultats dans l'établissement de la rue Taranne. Cependant le bain d'eau mère de Kreutznach, eau la plus riche d'Allemagne en iodures et en bromures, a paru produire des effets encore plus marqués.

Un seul cas s'est montré à peu près rebelle à l'un et à l'autre bain : M. X..., quinze ans, très-grand pour son âge, porte au côté droit de la face et du cou une tumeur volumineuse enveloppant des corps durs, difficiles à isoler les uns des autres. L'engorgement date en partie de huit ans et en partie de dix-huit mois. La mère de M. X... est morte phthysique. Une toux sèche, qui tourmente le malade depuis un an environ, semble indiquer de fâcheuses prédispositions, bien que l'auscultation n'accuse rien d'anormal.

M. X... a pris vingt-cinq bains d'eau de mer et quinze bains d'eau mère de Kreutznach. Les douze premiers bains avaient procuré une diminution notable de la tumeur; les vingt-huit derniers n'ont pas donné d'effet appréciable.

Observations favorables.

1re OBSERVATION (déjà citée). — M. D..., quarante-cinq ans, fortement constitué, négociant en peausserie. Les nécessités de son commerce l'obligent à passer chaque année cinq ou six mois en Russie. A l'issue de l'hiver dernier, passé à Saint-Pétersbourg, il lui survint au côté gauche du cou une tumeur beaucoup plus grosse que le poing, qu'un médecin russe fit disparaître en grande partie, au moyen d'une pommade dont M. D... ignore la composition.

A la fin de mai, la tumeur revient à son volume primitif. Le malade, de retour à Paris, va consulter le médecin habituel de sa famille, M. Armand Pouget, qui soupçonne un accident syphilitique. Le malade se récrie; M. A. Pouget l'engage à voir M. Velpeau, qui, à son tour, diagnostique un accident syphilitique et prescrit un traitement mercuriel.

Le même jour (15 juin) la tumeur s'ouvre et laisse échapper une quantité considérable de pus. Son volume est réduit à la grosseur d'un œuf; un corps dur en occupe le centre; la moindre pression, de même que le moindre mouvement de tête, détermine de vives douleurs. L'affection reste stationnaire jusque vers la fin de juillet. Le malade, persuadé qu'elle n'a pas l'origine indiquée par les médecins consultés, se garde de suivre le traitement qui lui a été prescrit.

M. A. Pouget, dont les protestations énergiques du malade ont ébranlé l'opinion première, finit par lui conseiller d'essayer de quelques bains à l'hydrofère, d'abord des bains d'eau de mer, puis des bains d'eau mère de Kreutznach.

Après le onzième bain (six d'eau de mer et cinq d'eau mère), la tumeur a entièrement disparu sans laisser la moindre trace. Cependant les mouvements de la tête déterminent encore quelque douleur; M. D... sent de la raideur au côté gauche du cou. Ses affaires l'appelant à Kœnigsberg, il fait douze cents lieues en quinze jours. A son retour à Paris, la raideur et la souffrance persistent; sur le conseil de M. A. Pouget, il vient encore prendre cinq bains d'eau mère de Kreutznach, à la suite desquels il meut la tête dans tous les sens sans éprouver la moindre gêne.

Le traitement l'a en outre débarrassé d'une douleur rhumatismale qu'il ressentait, depuis un an environ, à l'articulation de l'épaule droite.

L'honorable M. A. Pouget, dans le cours de sa longue carrière médicale, n'a jamais observé de cure semblable. Aussi, depuis la guérison de M. D..., a-t-il envoyé à l'hydrofère plus de vingt-cinq malades qui, à une ou deux exceptions près, ont tous obtenu de bons effets du nouveau bain.

M. Velpeau nous pardonnera d'avoir cité son nom. L'illustre académicien a trop d'esprit pour prétendre à l'infaillibilité.

2e OBSERVATION. — Madame X..., trente ans, lymphatique, va consulter M. Bazin au sujet de deux petits points rouges qui lui sont survenus aux pommettes des joues.

Le savant thérapeutiste remarque au cou de Madame X... des engorgements ganglionnaires dont celle-ci ne soupçonnait pas l'existence, et qui, après lui avoir été signalés, l'inquiètent encore moins que les deux petits points rouges.

Cependant, M. Bazin ordonne le bain d'eau mère de Kreutznach à l'hydrofère. Après le douzième bain, il constate l'entière disparition des engorgements, sinon des fâcheux points rouges qui, pourtant, ont beaucoup pâli.

Madame X... prend encore dix bains, qui achèvent de lui donner des forces et des couleurs qu'elle n'avait pas avant le traitement.

3e OBSERVATION. — Mademoiselle L..., dix-huit ans, a été sujette, dès l'enfance, à de fréquents engorgements ganglionnaires. Il lui survint, il y a quatre ans, deux tumeurs, l'une au côté gauche du cou, l'autre sous la mâchoire, à quelques centimètres de la première; elles acquirent un volume tel, qu'il devint nécessaire de pratiquer des incisions.

Mademoiselle L... conserva au côté gauche du cou une glande du volume d'une petite noisette et, sous la mâchoire, une autre glande de la moitié de cette grosseur. L'une et l'autre se recouvrirent de croûtes noirâtres, ayant à peu près les dimensions de pièces de 2 fr.

L'huile de foie de morue fut prescrite à Mademoiselle L...; il lui fut en outre ordonné de faire des applications de teinture d'iode sur les parties malades. Ce traitement, suivi avec soin pendant quatre ans, n'amena aucun résultat.

Mademoiselle L... va consulter M. Bazin, qui ordonne le bain d'eau de mer à l'hydrofère. Le traitement est interrompu par de fréquents voyages à la campagne. Néanmoins, après le quatorzième bain, M. Bazin constate une amélioration considérable. En effet, les croûtes ont perdu au moins les deux tiers de leur saillie, et les ganglions la moitié de leur volume.

M. Bazin conseille de substituer le bain d'eau mère de Kreutznach au bain d'eau de mer. Après le quinzième bain iodo-bromuré, les croûtes ont totalement disparu; on remarque à la place qu'elles ont occupée une légère coloration rosée qui pâlit et diminue en surface d'un bain à l'autre. Il ne reste qu'un ganglion du volume d'un petit pois. Bientôt l'hydrofère aura effacé les dernières traces des stigmates qui déparaient cette jeune personne. Mademoiselle L..., très-pâle avant le traitement, a aujourd'hui un teint d'une fraîcheur remarquable.

4e Observation. — Mademoiselle C... dix-huit ans, porte, depuis plusieurs années, à la face, au-dessus de l'arcade zygomatique droite, un ganglion du volume d'une balle de fusil, qui a résisté aux médications internes et externes ordinaires.

M. Bazin prescrit le bain d'eau de mer à l'hydrofère. La malade, très-capricieuse, suit le traitement avec négligence; les interruptions sont fréquentes; souvent elle sort du bain au bout de vingt-cinq à trente minutes. A toutes les observations qui lui sont faites, elle répond invariablement qu'elle n'est pas pressée de guérir, étant certaine du résultat. En effet, après vingt bains ou *demi-bains*, le ganglion a diminué de plus de moitié; l'état général s'est considérablement amélioré. Nous croyons que Mademoiselle C... ne figurerait plus parmi les baigneuses de l'hydrofère, si elle avait été pressée de guérir.

5e Observation. — M. Maurice de G... huit ans, peu développé pour son âge; teint jaunâtre, muqueuses peu colorées, chairs molles — Tout autour du cou existent de petits ganglions engorgés. — Depuis deux ans l'enfant prend chaque matin de l'huile de foie de morue.

M. Blanchet prescrit le bain d'eau mère de Kreutznach, à l'hydrofère.

Maurice de G... s'accommode très-bien du nouveau bain. On l'entend chanter et battre la mesure dans sa boîte.

Sous l'influence du traitement, les chairs acquièrent de la fermeté, les joues prennent une légère coloration, les forces augmentent. Au quinzième bain les engorgements ont tout à fait disparu.

L'enfant prend encore cinq bains. Un changement

des plus heureux s'est opéré dans toute sa personne. L'amélioration de l'état général est attestée par les couleurs des muqueuses et des joues, et par la vivacité du regard.

Parmi les malades en cours de traitement, nous citerons les suivants :

M. X... vingt-huit ans, officier. Au retour de la campagne d'Italie, il lui survient au cou une tumeur qui ne tarde pas à s'abcéder.

Lorsque M. X... se présente à l'hydrofère, la plaie est béante et laisse échapper un liquide jaunâtre ; elle est entourée de petits corps durs. Après le sixième bain la plaie est fermée ; les corps durs diminuent de volume.

M. C..., quatorze ans, — tumeur à la joue droite, nécrose de l'arcade sourcilière et de la mâchoire inférieure.

L'œil droit est descendu de plusieurs millimètres au-dessous du niveau de l'œil gauche ; il est atteint d'ambliopie. La bouche déviée incline du côté de la tumeur.

Au vingtième bain, l'œil droit est remonté presque au niveau de l'œil gauche ; l'ambliopie a cessé. La bouche revient à la ligne horizontale ; la tumeur a sensiblement diminué.

M. V..., quarante-huit ans, — abcès à la poitrine ; engorgement ganglionnaire du volume d'un œuf au côté gauche du cou.

Sept premiers bains ont amené une diminution notable de l'engorgement — suspension du traitement pendant un mois — sept nouveaux bains donnent un résultat non moins marqué que celui des premiers ; l'abcès de la poitrine est fermé — nouvelle suspension.

Mademoiselle R... vingt ans. — Engorgements ganglionnaires volumineux datant de dix ans — amélioration sensible après les huit premiers bains.

Le bain sodo-bromuré (eau de mer) ou iodo-bromuré (eau mère de Kreutznach), a été prescrit avec succès à un assez grand nombre de personnes lymphatiques. Toutes les observations faites sur ces personnes se ressemblent. Avant le traitement : muqueuses peu colorées, teint pâle, absence de forces et souvent d'appétit, digestions laborieuses. Après le traitement : teint coloré, regard animé, retour de l'appétit et des forces, digestions plus faciles, etc.

Pour éviter des répétitions fastidieuses, nous nous bornerons à indiquer quelques-uns des malades à qui les observations s'appliquent :

Mademoiselle D..., vingt ans et M. X... environ quarante ans, conseiller d'État (médecin, M. Bazin).

La jeune princesse C... dix-sept ans (M. Méding).

Deux petites filles de six ans, deux jeunes personnes de treize à seize ans, trois dames de vingt-huit à quarante ans (M. A. Pouget).

Madame D... environ trente-quatre ans. On peut dire sans exagération que cette dame, d'une pâleur terreuse avant le traitement, a été transformée à la suite de vingt bains à l'hydrofère (M. Dezauches).

Le bain iodo-bromuré a donné des résultats non moins satisfaisants chez deux jeunes gens, épuisés par des traitements mercuriels, dirigés chez l'un par M. A. Pouget, et chez l'autre par M. Bigelow. Le premier prit congé de nous, en nous déclarant qu'il était *prêt à recommencer.*

CHLOROSE.

Madame J... vingt-huit ans, réglée à dix ans, teint livide, absence de forces. (La malade n'a pas eu d'enfants.)

Dès l'âge de treize ans, le flux menstruel, très-peu abondant, fut accompagné de douleurs extrêmement vives, ou, pour mieux dire, de convulsions qui duraient habituellement de vingt-quatre à trente-six heures. C'était au point qu'aucune fête de famille n'était convenue sans que madame J... fût consultée sur l'époque à laquelle elle devrait avoir lieu ; un mariage dut être différé, il y a à peine quelques mois.

Le changement d'air pouvait seul procurer quelque soulagement à la malade.

Pendant quinze ans, les ferrugineux, de même que les bains de siége, les bains entiers, les applications de toute nature, les frictions, ont été impuissants à modifier cet état de choses.

M. A. Pouget ordonne le bain d'eau de mer à l'hydrofère. Dix-huit bains sont pris par madame J.... Depuis ce traitement, le flux menstruel est revenu *trois fois,* avec une abondance inusitée, *sans la moindre douleur.*

Madame B... environ quarante ans, chlorotique (fille

d'un médecin éminent) ressent dans les jambes des douleurs que l'exercice aggrave. M. A. Pouget, persuadé que ces douleurs tiennent à l'état général de la malade, conseille le bain de mer.

Madame B... obligée d'accompagner sa famille à la campagne, ne peut prendre que sept bains avant son départ. Elle en obtient un soulagement considérable.

BRONCHITE. — PHARYNGITE.

M. X... douze ans, très-faible, est affecté d'une bronchite chronique ; violents accès de toux, particulièrement le matin et le soir.

M. Bazin prescrit le bain d'eau d'Enghien à l'hydrofère. L'enfant doit exposer la tête à l'action du bain, ce que font d'ailleurs la plupart des malades, réunissant ainsi les avantages de l'inhalation à ceux de la balnéation.

La famille de M. X..., qui habite la campagne, ne peut envoyer l'enfant au bain que deux fois par semaine. Le traitement dure un mois et demi.

Les parents ont fait les remarques suivantes après chaque bain : le jour même, la toux est presque nulle ; le lendemain la toux augmente ; le surlendemain les accès deviennent plus fréquents. — Amélioration marquée à la fin du traitement.

M. X... environ trente ans, affecté d'une pharyngite

chronique, va consulter M. Monod, qui ordonne le bain d'eau de Barèges à l'hydrofère. Appelé à Nîmes par des affaires urgentes, M. X... ne peut prendre que cinq bains ; il en obtient un soulagement considérable.

DYSPEPSIE.

Lady S... vingt-deux ans, lymphatique, fut, dès l'enfance, affectée d'engorgements ganglionnaires, qui disparurent à la suite de traitements qu'elle ne peut indiquer. Les engorgements revinrent à l'âge de seize ans. Sa famille lui fit visiter, de seize à dix-neuf ans, les principaux établissements thermaux d'Allemagne. Plus tard, diverses préparations iodurées lui furent ordonnées à l'intérieur ; les digestions devinrent pénibles.

Depuis un an, les aliments les plus légers sont, ou vomis, ou extrêmement longs à passer. La malade compte presque une indigestion par jour. Sa faiblesse est telle qu'elle ne quitte le lit que pour s'étendre sur un divan.

M. Bigelow prescrit le bain d'eau de Condillac à l'hydrofère.

Le premier jour où Lady S... vient à l'établissement, deux suivantes doivent l'aider à monter les deux marches du perron. La fatigue extrême qu'elle éprouve à rester assise lui fait quitter le bain au bout d'un quart d'heure.

Huit jours après, elle prenait des bains de demi-heure et, dix jours plus tard, des bains d'une heure. Dès les premiers bains, les digestions commencèrent à être moins pénibles. Après le vingt-cinquième bain (le traitement n'est pas allé au delà) Lady S... pouvait impunément faire un bon repas le matin, un léger repas le soir, et se promener une heure à pied.

IRRITATION DU COL DE LA VESSIE.

M. le vicomte de J... (déjà cité), soixante ans, a subi, dans l'espace de neuf ans, vingt-cinq opérations de broiement de la pierre. Chaque opération a été suivie d'irritations du col de la vessie qui, dans le principe, cédaient assez rapidement aux médications usitées en pareil cas.

Mais, depuis un an, l'irritation résultant de la dernière opération s'est montrée rebelle aux moyens curatifs ordinaires. Le malade se plaint de pesanteur, de malaise au niveau du col et du bas-fond de la vessie. Le malaise se traduit en douleur, lorsque le besoin d'uriner se fait sentir.

M. Robert prescrit le bain d'eau de Barèges à l'hydrofère. Soulagement immédiat. Après le cinquième bain, M. le vicomte de J... déclare ne plus ressentir ni souffrance, ni malaise.

RHUMATISME.

Un rhumatisant a pris douze bains sans résultat.

Nous sommes loin de prétendre que le bain à l'hydrofère puisse, dans tous les cas, guérir les affections rhumatismales. Cependant nous pensons que douze bains peuvent ne pas être une épreuve suffisante. Dans la plupart des établissements thermaux fréquentés par les rhumatisants, l'effet du traitement ne commence à se manifester que vers le vingtième ou le vingt-cinquième bain. Souvent même le malade n'en recueille les fruits qu'un ou deux mois après avoir quitté la station thermale.

L'action de l'hydrofère dans les maladies de l'appareil locomoteur, ressort de quelques-unes de nos précédentes observations.

Ainsi, M. C... (6e observation. — Maladie de la peau) a été considérablement soulagé de douleurs rhumatismales qu'il ressentait depuis l'hiver dernier, dans le cou, les épaules et les lombes, et qui ne lui permettaient pas de s'habiller sans le secours d'un domestique; opération qu'il a pu faire à sa sortie du sixième bain.

M. D... (1re observation. — Scrofule) a été débarrassé d'une douleur rhumatismale fixée depuis un an à l'articulation de l'épaule droite.

M. Hardy, dans les observations qu'il a recueillies à l'hôpital Saint-Louis, signale la disparition complète d'une douleur très-ancienne, que ressentait, au-dessous du sein gauche, une femme traitée pour une affection de la peau.

Les premiers essais du bain à l'hydrofère, en vue du traitement des affections rhumatismales, ont été faits par M. Monod. Nous avons déjà cité Mademoiselle F..., sa cliente, chez qui trois bains d'eau de Barèges à l'hydrofère ont, à deux reprises différentes, fait cesser presque entièrement des douleurs articulaires datant de quelques mois,

Nous citerons encore un jeune garçon de onze ans, très-pâle, très-chétif, affecté de douleurs rhumatismales à l'articulation du genou gauche.

M. Monod conseille à la famille de conduire l'enfant à Baréges; mais il l'engage à faire préalablement l'essai, sur le petit malade, du bain de Baréges administré à l'hydrofère.

Depuis deux ans le corps de l'enfant est constamment froid, de la tête aux pieds. Dès le cinquième bain la chaleur était revenue à la surface cutanée; les extrémités mêmes se trouvaient dans de bonnes conditions.

L'épreuve paraissant suffisante, l'enfant fut conduit à Baréges, où il dut trouver un air plus salubre, mais, par contre, un mode de balnéation assurément moins actif.

M. X..., trente-cinq ans, notaire, souffre de douleurs rhumatismales dans diverses parties du corps, particulièrement à la vessie.

Tout récemment, M. Robert a prescrit le bain de Barèges à l'hydrofère. Effet immédiat. En venant prendre son sixième bain, M. X... nous annonce que déjà il a obtenu un soulagement très-considérable.

M. D..., vingt ans, lymphatique — douleurs intercostales et douleurs articulaires aux deux genoux, suite d'une pleurésie contractée en 1852. Le malade a visité divers établissements thermaux; il est allé prendre, il y a quelques mois, les eaux de Plombières qui l'ont soulagé. Mais les premiers froids ont ravivé les douleurs.

M. Bonneau prescrit au malade le bain d'eau de Condillac à l'hydrofère.

En venant prendre son quatrième bain, M. D... nous annonce une amélioration très-marquée. Les douleurs intercostales ont en grande partie disparu; celles des genoux ont sensiblement diminué.

ACCIDENTS SYPHILITIQUES.

M. X..., environ trente-huit ans, porte depuis quatre ans, à la tête, deux tubercules ayant chacun le volume d'un pois. Un autre tubercule, de forme annulaire, enveloppe le gland de la verge. M. X... a reçu des soins de M. Ricord et de M. Cazenave. L'année dernière il se rendit à Baréges; les eaux lui furent administrées en bains et en douches. Pas de résultat.

Le bain d'eau de Baréges à l'hydrofère est conseillé à M. X... Les premiers bains font presque entièrement disparaître l'un des deux tubercules de la tête; mais le second persiste, ainsi que celui de la verge. Le malade prend en tout vingt-deux bains, sans autre changement.

M. H..., négociant américain (déjà cité), contracta

en 1857 une maladie syphilitique. A la suite d'un traitement dirigé par M. Ricord et par M. Bigelow, M. H..., dont la guérison semblait parfaite, crut pouvoir se marier.

Il y a un an environ, il lui survint à la cuisse gauche, au-dessous de l'aîne, un ulcère serpigineux qui se développa peu à peu, parallèlement à l'aîne, et finit par atteindre une longueur de vingt-cinq centimètres environ, sur une largeur moyenne de cinq centimètres.

Depuis quatre mois, M. H... prenait de l'iodure de potassium sans résultat, lorsque M. Bigelow crut devoir lui conseiller de prendre en même temps, tous les deux jours, un bain d'eau de Baréges à l'hydrofère.

Dès le troisième bain, on commence à apercevoir des pellicules cicatricielles, se dirigeant des bords de l'ulcère vers le centre. A partir de ce moment, la cicatrisation ne cesse de marcher avec une rapidité inouïe, dont M. Bigelow n'est pas moins frappé que nous. Après douze bains, pris dans l'espace de vingt-quatre jours, M. H..., tout à fait guéri, partait pour l'Amérique.

CONCLUSION.

L'hydrofère a été expérimenté sur des malades de tout âge — de six à quatre-vingt-deux ans — Enfants, jeunes filles, vieillards, ont accepté le nouveau traitement sans hésitation, et l'ont poussé, sans inconvénient, aussi loin que leur état l'a réclamé. S'il y a eu quelques désertions, le caprice et la bizarrerie de certains caractères les expliquent de reste.

Le bain de poussière d'eau, exempt de toute pression sur le corps du malade, offre incontestablement moins de danger que l'immersion, qui peut provoquer des congestions et, souvent même, des désordres du côté de la poitrine; le phthysique s'accommode mal de la baignoire, tandis qu'il n'a rien à redouter d'une affusion d'eau poudroyée, analogue à une pluie de brouillard.

Au point de vue thérapeutique, nous pensons que les observations dont nous avons donné le résumé, mettent hors de controverse les avantages que nous attribuons à la percussion et au renouvellement incessants du liquide. Des affections cutanées qui s'étaient montrées rebelles, non-seulement aux bains médicamenteux composés, mais encore aux eaux thermales les plus renommées, ont rapidement cédé à l'action de l'hydrofère. Les exemples sont nombreux et concluants.

Un autre genre de maladie, la scrofule, qui semblait défier tous les efforts de la science, se montre moins rebelle encore que les affections de la peau. Le bain d'eau de mer à l'hydrofère, essayé par M. Hardy sur plusieurs scrofuleux de l'hôpital Saint-Louis, avait donné à ce savant praticien des résultats inespérés. L'eau mère de Kreutznach, plus riche en iodures, révèle, dans l'Établissement de la rue Taranne, une efficacité encore supérieure à celle de l'eau de mer.

Quatre malades ont été débarrassés, dans un court

espace de temps, d'engorgements ganglionnaires plus ou moins apparents. Chez le premier, l'engorgement, très-volumineux, ne datait à la vérité que de quatre mois; mais chez Mademoiselle L... (3e observation) il datait de quatre ans. Depuis le premier symptôme de la maladie, Mademoiselle L... ne cessait de prendre de l'huile de foie de morue, de même que M. Maurice de G... (5e observation). Depuis quatre ans, Mademoiselle L... faisait de fréquentes lotions de teinture d'iode. L'hydrofère a été plus puissant que ces médications, dont la vogue, il faut bien le dire, est trop rarement justifiée par le succès.

Plusieurs autres scrofuleux, en cours de traitement, marchent vers une guérison rapide. Les éminents thérapeutistes qui dirigent le traitement des malades, témoignent presque autant de surprise que de satisfaction.

Ou il n'y a rien de certain en médecine, ou il est désormais certain que le bain à l'hydrofère est indiqué, d'abord dans les affections cutanées et ensuite dans la scrofule, *à fortiori* dans le lymphatisme, absolument comme l'emploi du sulfate de quinine est indiqué dans la fièvre intermittente.

Les eaux mères d'Allemagne, en faisant disparaître les accidents scrofuleux, n'exercent pas une action purement locale; l'effet est général, il s'étend à l'ensemble de l'organisme. Des enfants, de jeunes filles aux lèvres ternes, aux joues pâles, au regard abattu, se raniment, prennent des couleurs, des forces, de l'embonpoint sous l'influence du traitement. Il s'opère dans tout leur être un changement dont l'œil du médecin ne tarde pas à être frappé; preuve manifeste de la pénétration des liquides iodo-bromurés dans l'économie.

Ne perdons pas de vue que l'hydrofère administre le liquide à l'état de poussière, c'est-à-dire à un état de division excessive qui doit puissamment seconder l'absorption ; plus un corps est divisé, plus il s'insinue aisément dans nos tissus.

Des effets semblables à ceux observés dans la scrofule et les maladies de la peau, peuvent être obtenus dans toutes les affections chroniques, en général, car il n'est pas d'affection de cette nature, sur laquelle certaines eaux minérales n'aient plus d'action que les médications pharmaceutiques. C'est ce que prouve la vogue dont les établissements thermaux jouissent à juste titre. Quel remède comparer à l'eau Bonnes, à l'eau de Labassère ou à celle d'Enghien, dans les affections des voies aériennes ; à l'eau de Vichy ou à celle de Contrexeville, dans les affections du foie ou de la vessie ; à l'eau de Condillac, dans la gastralgie et la dyspepsie ; à l'eau de Barèges dans la plupart des affections rhumatismales ; à l'eau de Plombières dans les affections nerveuses ?

Jamais les formules du Codex ne vaudront les formules de la nature.

Mais nous savons que, prises à l'intérieur, les eaux minérales ne produisent pas l'effet du bain. A cet égard, l'observation ne laisse aucun doute ; il faut s'incliner devant les faits, lors même qu'on ne peut les expliquer. Le bain est nécessaire, indispensable. Les établissements thermaux n'ont pas d'autre raison d'être, car la plupart des eaux minérales peuvent être prises en boisson, loin des sources, comme aux sources mêmes.

Or, qu'est-ce que l'hydrofère? Un système de balnéation qui place sous la main du praticien de la ville toutes les eaux salutaires que la nature a disséminées dans une foule de contrées, qui réunit dans un même établissement les ressources balnéaires éparses dans vingt établissements thermaux, et permet d'utiliser ces précieuses richesses en tous lieux et en *toute saison.* Écoutons encore M. Hardy, qui a jugé l'hydrofère avec tant de sagacité. « La nouvelle balnéation, dit-il, n'a « cessé de donner les résultats les plus satisfaisants, « même au milieu de l'hiver le plus rigoureux.» Et il rapporte des cures remarquables, obtenues dans le cours de l'hiver dernier, lorsque le thermomètre marquait 15° au-dessous de zéro.

En dehors du lymphatisme, de la scrofule et des maladies de la peau, des bains à l'hydrofère ont été administrés avec succès dans les affections suivantes : anémie, chlorose, bronchite, dyspepsie, irritation du col de la vessie, rhumatismes et accidents syphilitiques. Les observations que nous rapportons, frapperont par leur concordance l'attention du corps médical et provoqueront, nous n'en doutons pas, des essais plus étendus.

En présence des faits qui viennent d'être exposés, nos conclusions sont faciles à prévoir : celui qui a conçu l'idée de donner un bain avec trois ou quatre litres d'eau, d'administrer des bains d'eau de mer et d'eaux minérales naturelles au sein des villes, de multiplier et généraliser ainsi un bienfait qui était inaccessible à l'immense majorité des malades et que les riches eux-mêmes ne pouvaient se procurer que durant deux ou trois mois de l'année ; celui qui a conçu cette idée et a su la mettre à exécution, a fait la plus grande découverte de la thérapeutique moderne.

Le nouveau système de balnéation existe à peine depuis quelques mois, et déjà il fonctionne à l'hôpital Saint-Louis, à la station thermale de Bagnères-de-Bigorre, et s'installe à Bruxelles, à Londres, à Saint-Pétersbourg, à New-York.

Les médecins de tous les pays comprennent que le progrès est la loi de la science, comme le mouvement est la loi de la vie, la vie elle-même. Le succès appartient aux hommes d'initiative; ceux qui savent avancer recueillent les dépouilles des retardataires. Rien de plus juste. Quand le génie inventif accumule prodiges sur prodiges dans toutes les branches de l'activité humaine, la médecine ne peut rester stationnaire.

Aucun bain médicamenteux n'est administré sans ordonnance.

Aucun conseil n'est donné dans l'établissement : M. Tampier veille à l'exécution des ordonnances présentées par les malades et tient note des observations; son rôle ne va pas au delà.

Les ordonnances qui prescriraient le bain au sulfure de potassium (Baréges *artificiel*) ne seraient pas exécutées. De nombreux exemples ont prouvé que ce bain présentait des dangers réels, particulièrement pour les yeux des malades; dangers qui n'existent pas avec les eaux sulfureuses *naturelles* convenablement mitigées.

Paris, imprimerie de L. TINTERLIN, rue Neuve-des-Bons-Enfants, 3.

www.ingramcontent.com/pod-product-compliance
Ingram Content Group UK Ltd.
Pitfield, Milton Keynes, MK11 3LW, UK
UKHW021509260726
13993UKWH00004B/1616